Borderline Ratgeber

Wie Sie die Ursachen Ihrer Borderline Persönlichkeitsstörung aufdecken, Schritt für Schritt aufarbeiten und zu sich selbst finden

Martin Ruhe

⚇ INHALT

Selbsthilfe und Tipps für Angehörige   76

Das erwartet Sie in diesem Buch

Eine Diagnose mit Nachdruck: Borderline-Syndrom, die für Betroffene und auch Angehörige meist einen schweren Schlag bedeutet. Den Berührungsängsten und Vorurteilen entgegenzuwirken, dazu dient dieser Ratgeber.

Den Leser erwarten neben Information und Aufklärung auch Hilfestellungen. Zusammenfassungen am Ende eines jeden Kapitels helfen beim Verständnis des gesamten Krankheitsbildes und ermöglichen, bei dieser vielfältigen Symptomatik das Wesentliche immer im Auge zu behalten. Ein Fragenkatalog, der aus fachwissenschaftlichen Leitfäden zur Diagnose psychischer Krankheiten entwickelt wurde, ermöglicht Betroffenen eine kritische Selbsthinterfragung und räumt mit Missverständnissen auf. Konkrete Testfragen in jedem Kapitel leiten durch die Konfrontation mit den zahlreichen Symptomen und zeichnen sich durch Verständlichkeit und Anwendbarkeit für jedermann aus.

Angehörige finden zudem praktische Tipps, um im Alltag mit den zum Teil extremen Stimmungsschwankungen besser umgehen zu können – denn letztlich schafft Wissen mehr Akzeptanz!

Ein Leben zwischen den Extremen

Die Borderline-Störung gehört bei Heranwachsenden und jungen Erwachsenen zu den häufigsten Störungen. Erste Anzeichen treten im Jugendalter auf, in einigen Fällen auch schon früher. In diesem frühen Lebensstadium werden wichtige Grundlagen für das weitere Leben gebildet. Es handelt sich damit um eine psychische Störung mit hoher Relevanz für Angehörige und auch begleitende Berufe von Heranwachsenden wie Lehrer und Jugenderzieher. Betroffene verspüren gerade in diesem Lebensabschnitt durch die Erkrankung einen hohen Leidensdruck.

Die Störung ist historisch belegt, schon im 17. Jahrhundert finden sich ärztliche Berichte zu Patienten, die ein besonders launenhaftes Wesen hätten, welches sich in erster Linie durch Abwechslung von Liebe und Hass zu ein und derselben Person zeige und durch ein intensives Erleben von Emotionen gekennzeichnet sei.

Unbestritten ist, dass es sich im Unterschied zu anderen komplexen psychischen Störungen bei der Borderline-Erkrankung um eine Regulationsstörung von Emotionen handelt. Insoweit ist die Bezeichnung als emotional instabile Persönlichkeitsstörung durchaus treffender.

Studien der letzten Jahre haben gezeigt, dass Betroffenen eine gute Prognose gegeben werden kann. Mit fortschreitendem Alter nimmt die Regulierbarkeit der Emotionen zu. Man könnte sagen, die Störung „wächst sich aus". Zudem hat sich der gesellschaftliche Umgang mit Störungen insgesamt verändert. Durch die Sammlung und Auswertung von Daten konnte ein verständlicheres Bild der Störung gezeichnet werden, was wiederum Toleranz im Umgang mit Betroffenen fördert und die

Behandlungsstrategien erweitert. Konkret in Bezug auf die Borderline-Störung gestaltet sich ein gesellschaftlicher Umgang insoweit schwierig, als die emotionalen Reaktionen sehr unterschiedlich sind und damit das Krankheitsbild sehr individuell betrachtet werden muss, wofür in einer leistungsorientierten Gesellschaft manchmal wenig Zeit bleibt.

Regulationsstörung – was heißt das? Wie wir unsere Entscheidungen treffen oder auf Situationen reagieren, sind Ergebnisse intuitiven Handelns. Diese automatischen Verhaltensweisen werden beeinflusst von Gefühlen. Sie bilden die Grundlage für die Bewertung einer Situation und einer angemessenen Reaktion. Diese Gefühle sind vielfältig und ungeordnet und müssen harmonisiert und eingeordnet werden. Hierbei müssen Intensität und Funktion der Emotion beurteilt und alle Wahrnehmungen und Gefühle gegeneinander aufgewogen – reguliert – werden. Das Ergebnis ist dann die Verhaltensweise in der konkreten Situation. Dieser Vorgang findet in den einzelnen Schritten natürlich unbewusst – automatisch – statt. Bei Betroffenen der Borderline-Störung kommt es hierbei zu unausgeglichenen Ergebnissen. Daraus resultiert das für die Krankheit kennzeichnende extreme Verhalten, welches dann vom sozialen Umfeld häufig als unangemessen und auch paradox wahrgenommen wird. Die Betroffenen nehmen solche Situationen als äußerst emotional stressig wahr. Es fördert die Entstehung persönlicher Krisen, die von einer als höchst bedrohlich empfundenen inneren Anspannung begleitet werden.

Diese Anspannung aufzulösen, ist das beherrschende Handlungsziel. Methoden hierfür werden von Betroffenen verzweifelt gesucht. Besonders verlockend wirken kurzzeitige Hilfsmöglichkeiten, hierzu zählt auch das selbstverletzende Verhalten.

Für Angehörige Betroffener ist in erster Linie auffällig, dass Krisen häufig auftreten und der Umgang hiermit große Schwierigkeiten bereitet. Nicht zuletzt das selbstverletzende Verhalten ist deutlich nach außen sichtbar. Ob im familiären Kontext oder in einer Partnerschaft, das Zusammenleben ist geprägt von emotionalen Ausbrüchen und wechselhaftem Beziehungsverhalten. Hierbei unterliegen die Stimmungen enormen Schwankungen, was bei Angehörigen zu Unsicherheit und Verwirrung führt. Diese Widersprüchlichkeit macht eine Beziehung zu einem Borderline-Kranken äußerst unbeständig.

Darüber hinaus haben Angehörige es häufig mit dominanten Verhaltensweisen zu tun, diese resultieren paradoxerweise aus großer Unsicherheit im eigenen Selbstbild. Genau diese Paradoxie ist bezeichnend für dieses komplexe Krankheitsbild. Ihren Ursachen, Auswirkungen auf die Person und Behandlung schauen wir uns hier detailliert an. Die nächsten Kapitel werden Ihnen zeigen, dass Sie keineswegs allein sind mit den Gedanken und der Ratlosigkeit über Herkunft und Lösungen. Es geht vielen Menschen ähnlich und in jedem Fall gibt es die richtige Hilfe – auch für Sie.

Zusammenfassung: Borderline-Betroffene haben eine Regulationsstörung. Hierdurch können Gefühle schwerer harmonisiert werden und Betroffene zeigen häufig unangemessene Verhaltensweisen. Das Leben ist von vielen Krisen geprägt, die belastende Auswirkungen auf das Selbstbild und die zwischenmenschlichen Beziehungen haben. Die Beziehungen sind äußerst instabil, was wesentlich zur Belastung für Angehörige beiträgt.

Die Persönlichkeitsstörung verstehen

VIEL EMPFINDEN UND NICHTS FÜHLEN

Die Widersprüchlichkeit im Verhalten und den Gedanken von Borderline-Erkrankten belastet den Betroffenen und sein Umfeld immens. Die gedankliche Welt beschreiben Erfahrungsberichte in aller Deutlichkeit.

Hier ein paar Erfahrungssätze und Erlebnisse Betroffener und Angehöriger:

„Warum gerate ich immer an den Falschen?" „Meine Beziehungen enden immer im Desaster!" Die Aussagen haben auch häufig etwas Kämpferisches, wie: „Mich kann man nicht biegen!", oder gar „Dafür mache ich ihn fertig.", und „Ich trickse Männer gern aus." Daneben berichten Freunde Betroffener von Ereignissen, in denen diese bei Kleinigkeiten aus der Haut fuhren, andere beschuldigten sie schnell, Ihnen Unrecht zu tun und kündigten prompt die Freundschaft, doch schon am nächsten Tag waren sie wieder freundlich gesinnt und taten, als sei nie etwas gewesen.

Mögliche Aussagen eines betroffenen Menschen sind auch: „In meinem Kopf herrscht ein großes Chaos!", „Warum kann ich nicht auch einfach normal sein, so wie du?", „Ich fühle mich innerlich so zerrissen." Die Handlungen von Erkrankten wirken häufig selbstzerstörerisch, so berichten Frauen von Affären mit verheirateten Arbeitskollegen, die sie immer niedermachen für berufliche Fehler oder von Beziehungsverhalten, indem sie schon kurz nach Beginn Probleme und Streit forcieren, nur um ihn danach wieder zu locken.

Die Menschen in diesen Aussagen und Beschreibungen wirken auf sie widersprüchlich?

Sie wirken nicht nur so, sie sind es.

Die Selbstwahrnehmung beschreiben Betroffene schon sehr früh als „fremd", sie fühlen sich „anders". Häufig wird berichtet, dass Emotionen derart intensiv wahrgenommen werden, dass man sich hilflos und unterworfen fühlt. Sie ziehen daraus dann den Rückschluss, dass es andere Menschen leichter haben und sie eine besondere Benachteiligung erfahren. Dies löst eine Einsamkeit aus, die auch in Gesellschaft empfunden wird. Ein Mensch, der auch im sozialen Umfeld Einsamkeit verspürt, kann hierdurch Ängste entwickeln. Besonders häufig entsteht aus dieser Einsamkeit die Angst vor dem Verlassenwerden. Aus der Furcht vor übertriebener Abhängigkeit zu einer Bezugsperson resultiert wiederum das kämpferische Wegstoßen, welches auf große Nähe folgt und der Beziehung zu einer Borderline-Persönlichkeit die so charakteristische Dramatik verleiht.

Aber wie fühlt man sich als Betroffener? Viele berichten von Phasen, in denen sie ein Gefühl der inneren Leere ergreift, die Unfähigkeit, etwas zu spüren. Sie fühlen sich ausgelaugt, depressiv verstimmt und erschöpft. Aus Angst vor Abgestumpftheit und Lautlosigkeit suchen sie nach Wegen der Gefühligkeit und Krach. Ablenkungen durch riskantes Verhalten, auch Alkohol- und Drogenmissbrauch, werden zunehmend attraktiver und bieten

Möglichkeiten, mithilfe äußerer Reize die innere Leere zu füllen.

Der Zwiespalt zwischen dem intensiven Erleben von Emotionen und der Belastung durch die innere Leere verstärkt in persönlichen Krisen das Gefühl des Kontrollverlustes über das eigene Leben. In diesem Zustand verspüren die Betroffenen eine innere Anspannung, die unerträglich erscheint. Um diese verstummen zu lassen, benötigt der Betroffene Methoden, die einfach umzusetzen und effektiv in ihrer Wirkung sind. Viele berichten, dass die bloße Anwesenheit einer anderen Person beruhigend wirkt. Problematisch wird in dieser Situation jedoch, dass die Verdeutlichung des eigenen Zustands für Betroffene kaum möglich erscheint. Er fühlt sich, nicht zuletzt auch aufgrund der Distanz zum Gefühlsleben anderer Menschen, grundsätzlich missverstanden.

Zusammenfassung: Betroffene sehen sich aufgrund ihrer intensiven Emotionswahrnehmung als „anders" an und fühlen sich auch in Gesellschaft häufig einsam. Sie sind infolge ihrer Störung eingeschränkt und dies löst das Gefühl einer ungerechten Benachteili-

gung aus. Die intensiven Gefühlsregungen stehen im Gegensatz zu einer inneren Leere: das Fehlen von Gefühlen. Die Überwindung dieser wird mit Ablenkung durch äußere Reize gesucht.

Konnten Sie Zitate wiedererkennen? Haben Sie selbst vielleicht auch schon einmal solche Gedanken gehabt oder ähnliche Aussagen getroffen? Wurden Sie von jemandem mit diesen Äußerungen konfrontiert?

HERKUNFT UND VERLAUF IN ZAHLEN UND FAKTEN

Etwa drei Prozent der Erwachsenen haben eine Borderline-Störung, das sind fast 2,5 Millionen Deutsche. Bei über der Hälfte der Betroffenen ist mindestens ein Suizidversuch in der Krankheitsgeschichte erfasst. Hier zeigt sich der dringende Behandlungsbedarf.

Der Name Borderline-Störung (englisch borderline = Grenzlinie) ist weniger treffend als die Bezeichnung emotionale Regulationsstörung oder emotional instabile Persönlichkeitsstörung. Die Namensgebung stammt aus der Zeit nach 1884, in der die Symptome nicht als Krankheit angesehen wurden, sondern vielmehr als Grenzfall zwischen gesund und psychisch krank. Erstmalig als Krankheit definiert und beschrieben wurde die Symptomatik nach den Grundlagen der Psychoanalyse. Von den Psychoanalytikern wurde sie ebenfalls als Zwischenkategorie angesehen, nun aber zwischen neurotische und psychotische Erkrankungen eingeordnet, da sie symptomatisch Parallelen zu beiden Kategorien aufweist. Mit der neurotischen Störung verbindet die Borderline-Persönlichkeitsstörung die emotionalen Konflikte und die Ängste mit dem psychotischen Störungsbild die parallele Welt, in der sich die Erkrankten phasenweise unkontrolliert wieder finden und durch die sie die reale Umwelt verzerrt wahrnehmen. Im Rahmen der psychoanalytischen Vorgehensweise nahm man auch eine Verwandtschaft zur Schizophrenie an, die heute jedoch widerlegt ist.

Zunächst handelte es sich um ein regelrechtes Sammelbecken von Symptomen und Störungen mit Ähnlichkeiten. Eine konkrete Beschreibung der Symptomatik wurde erst in den 1970er-Jahren angeboten.

Die Grundlage für das extreme Verhalten Betroffener findet sich in der gestörten Regulation von Emotionen. Daher hat die Weltgesundheitsorganisation (WHO) die Krankheit als emotional instabile Persönlichkeitsstörung klassifiziert. Betroffene weisen häufig darauf hin, dass die Bezeichnung Borderline eine derart negative Konnotation hat, dass sie Herablassung verspüren und hierdurch der Kern der Erkrankung verkannt wird. Es bleibt jedoch nach wie vor der populärste Begriff für die Störung. Häufig taucht auch die Bezeichnung Borderline-Persönlichkeitsstörung (BPS) oder Borderline-Syndrom auf.

Ein Vorurteil ist, dass häufiger Frauen als Männer betroffen seien. Neuere Untersuchungen in den letzten Jahren haben ergeben, dass es vielmehr keine Unterschiede zwischen den Geschlechtern zu geben scheint. Erwiesen ist jedoch, dass Frauen häufiger eine Therapie machen. Dies dürfte ein Grund für dieses Vorurteil sein.

Borderline-Patienten gelten unter Therapeuten als schwer und zeitaufwendig zu therapieren. Negative Gefühle wie Frustration und Überforderung beschränken Anteilnahme und Motivation. Es sehen sich nach einer Studie aus dem Jahr 2013 auch Therapeuten mit eigener emotionaler Distanzierung und verminderter Empathie konfrontiert. Dies zeigt auch bei den Patienten Wirkung, viele sind lange, manchmal Jahre, auf der Suche nach einem Therapeuten, bei dem Sie das Gefühl haben, er verstehe sie.

Amerikanische Studien zeigen, dass mit zunehmendem Alter der Anteil der erkrankten Menschen an der Bevölkerung abgenommen hat. Dies wird unterstützt durch die Ergebnisse einer Langzeitstudie, die festhält, dass je älter der Betroffene, desto stabiler die zwischenmenschlichen Beziehungen und desto geringer auch die Schwankungen zwischen den extremen Stimmungsstadien. Hiernach ist bei 78 Prozent der Patienten ein Rückgang der Symptome (Remission) eingetreten. Der Besserungsprozess umfasst eine Zeitspanne von mehreren Jahren. Diese Besserung bildet die Grundlage einer hoffnungsvollen Prognose für Betroffene.

Wenn man auch nicht von einer umfänglichen Heilung sprechen kann, ist positiv hervorzuheben, dass bei 60 Prozent der Patienten eine völlige Erholung über einen Zeitraum von 2 Jahren eingetreten ist, 40 Prozent sogar für einen Zeitraum von 8 Jahren, bevor es zu einem erneuten Rückfall kam. Abschließend gilt nicht nur aufgrund der schwächer werdenden Symptome, sondern auch aufgrund der abnehmenden Rückfallrate und der ansteigenden Dauer der Erholungsphasen für jeden Betroffenen und Angehörigen, dass eine zuversichtliche Prognose für den Krankheitsverlauf gegeben werden kann.

Zusammenfassung: Zeigt die Verbreitungsrate in der Bevölkerung eine hohe Relevanz für die Erforschung von Ursachen und Behandlungsmöglichkeiten, so steht man bei der Borderline-Persönlichkeitsstörung noch am Anfang. Es ist ein relativ junges Krankheitsbild, was ständige Entwicklung erfährt. Über Behandlungsmethoden ist man sich uneinig, insbesondere da Therapeuten Borderline-Patienten häufig als schwierig therapierbar wahrnehmen. Schlussendlich ist jedoch die Aussicht auf Besserung für jeden Betroffenen eine hoffnungsvolle Botschaft, insbesondere die nach und nach länger anhaltenden Ruhephasen zwischen den Krisen und die stabiler werdenden zwischenmenschlichen Beziehungen versprechen eine

Linderung der Beschwerden.

EMOTIONEN – BEZIEHUNGEN – SELBSTBILD

Der Kanon der Problemsituationen: Die Betroffenen sind zu einem Teil Menschen, die ihr Leben im Alltag bewältigen können und nur in bestimmten Situationen getriggert werden. Es gibt auch Fälle, in denen sogar der Alltag besonders krisenanfällig ist und die Betroffenen daher besonders stark eingeschränkt sind. Charakterisierend für das Krankheitsbild sind die Lebensbereiche Beziehungen und Selbstbild, die von der unregulierten emotionalen Wahrnehmung belastet werden und dadurch sehr störanfällig sind.

Emotionen: Die Basis der persönlichen Krisen bilden die ungerichteten Emotionen, sie verbleiben mangels Filterung im ursprünglichen und damit intensiven Zustand. Die Betroffenen fühlen unheimlich stark, beispielsweise übermäßige Angst, Wut oder Aggression. Berichtet wird häufig von einer Entladung der Emotionen, eine regelrechte Achterbahnfahrt, die nicht endet. Daher stammt auch die

Beschreibung, dass die innere Leere in den Momenten, in denen es zur persönlichen Krise kommt, aufgeholt zu werden scheint. Es macht demnach den Eindruck, als gäbe es nur zwei Zustände – ganz oder gar nicht fühlen.

Aus Sicht des Betroffenen ist er Opfer seiner eigenen Stimmungswechsel. Die Stimmung ist sehr abhängig von äußeren Umständen. Sie überreagieren auf Reize, die von außen kommen. Die Flut von Emotionen überwältigt sie regelrecht, was zu unbedachtem Verhalten ohne Rücksicht auf Konsequenzen führt. Typisch ist, dass sie Situationen nur in Schwarz oder Weiß sehen.

Beziehungen: Das Minenfeld der Krisen sind soziale Beziehungen, in erster Linie die Paarbeziehungen. Das Sozialverhalten ist geprägt von großer Angst vor dem Alleinsein und dem Verlassenwerden, was in ein gesteigertes Kontrollbedürfnis und letztendlich auch in kontrollierendes Verhalten mündet. Besonders intensive Bemühungen innerhalb einer Beziehung, die aber nicht dauerhaft und gleichmäßig gepflegt werden können, resultieren hieraus. Der Zustand großer Nähe, geprägt durch gemeinsame Erlebnisse und Gefühle, wechselt mit enormer Distanz aufgrund spaltender Streitsituationen, befeuert von Unzufriedenheit der Betroffenen mit Person und Verhalten des Partners.

Die Stimmung wechselt für die Angehörigen meist unangekündigt und mit starken, feindseligen Ausbrüchen. Das soziale Umfeld sieht sich häufig ungefilterter Kritik ausgesetzt und bekommt die geballte Entladung der Emotionen zu spüren. Die starke Emotionalität fördert ein auffällig schnelles Urteilen des Betroffenen, auch gegenüber den ihm nahen Personen. In den Momenten der Gefühllosigkeit sieht sich der Betroffene hingegen unfähig, sich und seinen Zustand adäquat und verständlich mitzuteilen und zu erläutern, wodurch er sich unverstanden und fremd fühlt. Aus der Perspektive von Partner, Freunden oder Familie ist er nun unerreichbar und abwesend.

Dieses Wechselbad des Verhaltens führt zu Ablehnung durch die Angehörigen. Diese neigen auch dazu, Konfrontationen aus dem Weg zu gehen, da sie häufig für die Krisen verantwortlich gemacht werden und selbst Frustration und Hilflosigkeit verspüren. Dies steigert wiederum das Ablehnungsgefühl bei den Betroffenen. Hier beginnt der

Teufelskreis von vorn, denn die bedürftige Nähe zu einer Person verhindert den Identitätsverlust in einer solchen Situation. Sie bringt den Betroffenen in den Genuss von Zuneigung und Liebe, der ihn bestätigt und ihm ein schönes Selbstbild gibt.

Selbstbild: Betroffene haben enorme Probleme dabei, zu erkennen, wer sie selbst eigentlich sind. Typisch ist es, sich selbst herabzuwürdigen, weil man seinen Körper als fremd empfindet und sich innerlich leer und unbewohnt fühlt. Das Leben ist gepflastert vom Wechsel zwischen innerer Leere und emotionalen Ausbrüchen sowie Kollisionen mit dem jeweiligen sozialen Umfeld in Schule, Freundeskreis, Familie und Partnerschaften. Dies beeinflusst die Entwicklung der Persönlichkeit. Das aneckende Verhalten aufgrund der Regulierungsstörung der Emotionen führt zu Vorbehalten und Verstößen durch andere. Die eigene Identität formt sich auf Grundlage eines enormen Unsicherheitsgefühls. Es führt zu Zweifeln an der eigenen Person. Der Alltag wirkt so groß und schwer, dass er scheinbar nicht mehr zu bewältigen ist und das Selbstbild unterliegt Schwankungen zwischen enormem Selbstbewusstsein und starker Herabwürdigung, die mit den Schwankungen in den zwischenmenschlichen Beziehungen zusammenhängen. Gerade in diesem Punkt neigen Borderline-Erkrankte zur Übernahme von Identitäten und Lebenszielen durch andere, sie nehmen sie als eigene an, wodurch die enorme Nähe in Beziehungen gefördert wird. Bis es zur persönlichen Krise kommt, denn die gelebte Persönlichkeit in dieser Phase war keine selbst gegebene. Doch sie können sich eine solche nicht selbst geben, leiden selbst unter diesem unsteten Selbstbild, an dem Lebenspläne und Wünsche ausgerichtet werden. Sodann folgt die erneute Suche nach dem Selbst. Vielleicht mithilfe des Mannes, den man gestern kennengelernt hat und der so begeistert war von der direkten Art – ich bin ja Ansprechpartner für Tabuthemen aller Art – oder der neuen Arbeitskollegin, die den auffallenden Kleidungsstil neulich so gelobt hat – schließlich bin ich ja auch ein modebewusster Freigeist.

Zusammenfassung: Das Sozialverhalten und das Selbstbild sind die Bereiche des Lebens, in denen die Kernsymptome der Borderline-Störung am stärksten wüten. Sie werden bestimmt von der emotionalen

Instabilität. Diese zeichnet sich aus durch ungeord-
nete Reizaufnahme und unvermittelte Reaktion hie-
rauf. Die ungeordneten Emotionen belasten das
Selbstwertgefühl, denn Verstöße gegen gesellschaftli-
che Verhaltensnormen und soziale Distanz prägen
die zwischenmenschlichen Beziehungen, diese wiede-
rum das Selbstbild. Die Persönlichkeit entwickelt sich
unter Unsicherheitsgefühl und Selbstzweifeln. Dies
soll in Beziehungen durch enorme Nähe kompensiert
werden. Der Wechsel hiervon zu starker Entzweiung
kennzeichnet die Instabilität der sozialen Verhältnis-
se und befeuert die Herabsetzung der eigenen Per-
son.

Die Persönlichkeitsstörung erkennen

KLASSIFIZIERUNGSSYSTEME

Zum Verständnis der diagnostischen Vorgehensweise und der Verfahrensweise in diesem Ratgeber schauen wir uns zunächst die anerkanntesten Klassifizierungen an. Zur Beschreibung und Diagnostik werden international standardisierte Diagnoseschlüssel benutzt. Diese gehen systematisch vor und sind sich in den Kriterien sehr ähnlich.

Systematisches Vorgehen bedeutet hierbei, dass eine Mindestanzahl von genannten Kriterien eine Störungsdiagnose zur Folge hat. Das heißt, weist der Patient mehrere Symptome aus einer Kategorie auf, gilt diese als erfüllt. Treffen nun die

Merkmale mehrerer Kategorien auf den Patienten zu, sind die Voraussetzungen für eine Diagnose gegeben. Die Intensität und konkrete Ausformung der Symptome kann unterschiedlich sein und richtet sich nach dem individuellen Krankheitsverlauf und der Persönlichkeit des Betroffenen.

Hinweis: Bei den folgenden Erläuterungen handelt es sich lediglich um die Vorgehensweise, viele fachliche und dadurch sperrige Begrifflichkeiten sind hier zu finden. Diese Fachsprache verdeckt teilweise den Leidensdruck, den jeder Betroffene im Alltag spürt. Die Leitlinien dienen der Anwendung durch den Fachmann und sollen hier nur ein Bild des Diagnoseprozesses zeichnen.

Zu den klassifizierenden Leitlinien zählt unter anderem der Katalog des **DSM-5**: Diagnostic and Statistical Manual of mental Disorders (englisch für diagnostischer und statistischer Leitfaden psychischer Störungen). Die Borderline-Störung findet sich seit 1980 im Katalog. Grundsätzlich liegt der Fokus, wie bei allen modernen Klassifizierungen, auf der Beschreibung der Verhaltensmuster, die die Erkrankung charakterisieren und der Wahrnehmung der Umwelt und Erlebnisse.

Folgende Kriterien finden hierbei Berücksichtigung:

1. Angst vor dem Verlassenwerden und vermeidendes Verhalten.

2. Starker Wechsel von Idealisierung und Entwertung in zwischenmenschlichen Beziehungen.

3. Identitätsstörung durch Unsicherheit und Selbstzweifel.

4. Impulsivität, welche sich im Rahmen von mindestens 2 Lebensbereichen potenziell selbstschädigend auswirkt.

5. Selbstverletzendes und/oder suizidales Verhalten.

6. Affektive Instabilität, die sich durch starke Stimmungsschwankungen nach außen zeigt.

7. Das Gefühl innerer Leere.

8. Heftige und unkontrollierte Wutausbrüche.

9. Paranoia und Wahn in Belastungssituationen.

Das DSM-5 kategorisiert die 9 Kriterien in einem Modell, welches die Persönlichkeit einordnet. Diese Merkmale sind die 4 primären Bereiche der Identität, die von den Symptomen beeinträchtigt werden. Die Merkmale sind: Wahrnehmung der eigenen

Identität, Selbststeuerung, Empathie und stabile Nähe.

Ein weiterer Diagnoseschlüssel ist der Katalog **ICD-10** (International Statistical Classification of Diseases and Related Health Problems, Internationale statistische Klassifikation von Krankheiten und Gesundheitsproblemen) der WHO, der maßgeblich zur Vereinheitlichung der Diagnostik beigetragen hat. Hier ist die Borderline-Störung als ein Subtyp der emotional instabilen Persönlichkeitsstörung eingeordnet. Gegenüber den anderen beschriebenen Persönlichkeitsstörungen zeichnet sich der Borderline-Typ durch besondere Schwierigkeiten bei Selbstbild und Persönlichkeitsentwicklung aus, sowie dem schwankenden und dadurch enorm belastenden Verhalten in zwischenmenschlichen Beziehungen. Die Kriterien des ICD-10 sind weitestgehend deckungsgleich mit den beschriebenen Merkmalen des DSM-5. Besonders hervorzuheben ist hier die Verwendung der deutlich passenderen Bezeichnung als emotional instabile Persönlichkeitsstörung und die Betonung der drei Problemfelder im Leben eines Betroffenen: Emotionen – Selbstwahrnehmung – Beziehungen.

Zusammenfassung: Zur internationalen Diagnose bedienen sich Therapeuten und Ärzte der Diagnoseschlüssel DSM-5 und/oder ICD-10. Diese sind sich in der systematischen Vorgehensweise sehr ähnlich, sie beschreiben typische Symptome. Ab einer Mindestanzahl bejahter Kriterien mit entsprechender Intensität der einzelnen Symptome hat man es mit einer Borderline-Diagnose zu tun. Diese Kriterien stammen aus dem Bereich der Persönlichkeitsentwicklung. Knapp zusammengefasst sind Probleme in folgenden Bereichen kennzeichnend: Störung des Selbstbildes, instabile Beziehungsverhalten und Impulsivität.

DIE EINORDNUNG

In diesem Abschnitt können Sie anhand von Fragen, die Sie sich selbst stellen, überprüfen, inwieweit Ihr Alltagsleben oder das eines Angehörigen von einer emotionalen Regulationsstörung belastet wird.

Der folgende, aus den im obigen Kapitel beschriebenen Klassifizierungen abgeleitete, Fragenkatalog dient der Selbsteinschätzung. Grundsätzlich haben Sie es hiernach mit einer Borderline-Störung zu tun, wenn Sie 5 der folgenden 9 Fragen mit Ja beantworten.

Zur Methode: Es ist keineswegs erforderlich, dass die Kriterien in vollem Maße bei Ihnen auftreten. Es hat nicht jeder impulsive Mensch eine Störung der Regulationsfähigkeit. Eine deutliche Symptomatik ist dann gegeben, wenn sie sich mit den beschriebenen Reaktionen und Gefühlen identifizieren können und sich in Ihrer Lebensführung gestört fühlen. Nach dem modernen Verständnis geht es primär um den Leidensdruck, der den Alltag derart belastet, dass ein im Mindestmaß geordnetes Leben nicht mehr stattfinden kann. Es geht nicht darum, eine Definition von „Abnormalität" zu verfassen, die eine absolute Grenze darstellen soll, es soll nicht etwa jede Persönlichkeit in einen optimierten Menschen verwandelt werden. Insoweit sind die folgenden Fragen darauf ausgelegt, dass die Ursache für eine Einschränkung im Tages- und Wochenablauf gefunden wird. Beachte Sie auch, dass alle Kriterien in einer Art Wechselbeziehung stehen. Viele verstärken sich oder lösen sich gegenseitig aus.

Zur Zielsetzung: Die Konfrontation mit dem eigenen Verhalten führt zu einer besseren Einschätzung seiner Fähigkeiten und Grenzen. Mithilfe der Fragestellungen ist es auch möglich, eine Borderline-Störung auszuschließen. Ein weiterer Vorteil des Katalogs ist es, dass auch Angehörige die Fragen aus Ihrer Perspektive für eine bekannte Person bewerten können. Gerade in dieser Situation ermöglichen die Benennung und Konkretisierung der vielfältigen Symptome, ein Gespräch mit der betroffenen Person zu platzieren und Hilfestellung zu leisten.

Hinweis: In jedem Fall müssen Sie sich vergegenwärtigen, dass es zur diagnostischen Beurteilung letztendlich immer der Einschätzung durch einen erfahrenen Fachmann bedarf. Dieser führt strukturierte Gespräche und Tests zur Identifizierung der psychologischen Probleme des Betroffenen durch. Suchen Sie daher bei einschlägigen Problemen immer einen Psychotherapeuten oder Facharzt für Psychiatrie und Psychotherapie auf.

Fragen:

1. Vermuten Sie bei Ihrem Partner, dass er sie verlassen will oder wird? Gehen Sie bei Freunden, die sich auch über kurze Zeiträume hinweg weniger oder nicht melden, davon aus, dass diese nichts

mehr mit Ihnen zu tun haben wollen? Versuchen sie aktiv, dies durch häufigen und besonders engen Kontakt zu vermeiden?

Verzweifeltes Bemühen tatsächliches oder vermutetes Verlassenwerden zu vermeiden, ist charakteristisch für das Verhalten von Betroffenen. Diese Trennungsangst, also die Angst vor Zurückweisung durch Bezugspersonen, führt zu einem starken Kontrollbedürfnis. Dem kommt der Betroffene durch emotionale Erpressung und Manipulation von Situationen und Mitmenschen nach. Verlustängste sind hier vordergründiges Motiv für die Handlungen. Häufig resultiert hieraus ein Kontrollverhalten, welches die sozialen Beziehungen massiv belastet, da es den jeweiligen Angehörigen im Alltagsleben stark einschränkt.

Die Betroffenen zeigen des Öfteren ein großes Misstrauen. Konkret wird das kontrollierende Verhalten durch Testfragen oder ständige Vorwürfe gelebt, hierbei werden häufig auch weitere Personen miteinbezogen, um Vermutungen zu bestätigen oder eine Seite wählen zu müssen.

2. Wechseln in Ihren zwischenmenschlichen Beziehungen häufig enorme Nähe mit Distanzierung von der Person und Beziehung. Fühlt sich der Gegenüber von dem Wechsel vor den Kopf gestoßen?

Es zeigt sich ein Muster von instabilen zwischenmenschlichen Beziehungen, das durch einen Wechsel zwischen Idealisierung und Entwertung gekennzeichnet ist. Kennzeichnend ist auch bei neuen Bekanntschaften eine auffällig schnelle Intensivierung der Beziehung. Die Geringschätzung der eigenen Person wird kompensiert durch besondere Wertschätzung bis zur Idealisierung des Gegenübers. Borderline-Erkrankte führen ihre Beziehungen sehr intensiv und zeigen sich äußerst bedürftig. Für den Partner sind die mit dieser Nähe einhergehenden sehr hohen Ansprüche an seine Aufmerksamkeit und die Beziehung nicht auf Dauer realisierbar. Die dann erlebte Enttäuschung von der anderen Person und Unzufriedenheit über den Verlauf des Verhältnisses führt zu Abwertung und letztendlich Rückzug, der unter Umständen in der Trennung mündet.

Im Alltag reichen häufig einzelne Ereignisse als Auslöser, wonach das gesamte Verhältnis herabgewürdigt wird. Alle guten Erlebnisse werden verdrängt, Gegenargumente werden umgedeutet und die Negativität wird auf die gesamte Beziehung erstreckt.

Freunde und Familienangehörige nehmen den Wechsel als unvorhergesehenes Schwanken zwischen Heranziehen und Wegstoßen wahr. Sie fühlen sich selbst gekränkt und auch machtlos gegenüber den Stimmungsschwankungen des Betroffenen. Doch man muss sich vergegenwärtigen, dass der Betroffene nicht böswillig handelt. Hierzu finden Sie mehr im letzten Kapitel „Tipps für Angehörige".

3. Sind Sie unsicher? Zweifeln Sie häufig an Ihrer Rolle und Ihren Fähigkeiten? Haben Sie Probleme dabei, sich ein Ziel für Ihr Leben zu setzen?

Betroffene sind von Unsicherheit auf Ihrem Lebensweg geprägt, ihr Selbstbild ist nicht konstant. Häufiges Zweifeln an der eigenen Persönlichkeit steht in anderen Situationen einem großen Maß an Selbstbewusstsein gegenüber. Der massive Wechsel von „Ich bin der Beste!" zu „Ich bin die Hässlichste!" drückt diese Unbeständigkeit aus und führt zu einer immer wiederkehrenden Suche nach kontinuierlicher Entwicklung und Bestimmung. Es kann auch mithilfe der Rückmeldung von Freunden und Familie kein belastbares Bild der eigenen Person gebildet werden.

Ebenfalls beeinträchtigt ist die Steuerung des eigenen Lebens durch stark wechselhafte Zielsetzungen. Dies beeinflusst den beruflichen Werdegang, da Werte und Wünsche sich ständig ändern und kein Plan konsistent verfolgt werden kann. Die Instabilität führt dann wiederum zu Leugnung der Fähigkeiten und Unzufriedenheit mit den Misserfolgen.

Trägt man einem Borderline-Erkrankten auf, sich selbst zu beschreiben, zeichnet er eine widersprüchliche und zerrissene Person oder wechselt ein geformtes Bild morgen wieder aus. Der Mangel an Selbstidentität fördert ein starkes Bedürfnis der Anleitung durch eine Person oder auch eine Rolle, vergleichbar mit einer Filmrolle. Der Charakter wird derart angepasst übernommen, dass die fehlende Identität damit gänzlich ausgefüllt wird. Dieses Bedürfnis nach einem Profil kann auch von einer realen Person im sozialen Umfeld erfüllt werden. Häufig wird die zwischenmenschliche Beziehung derart intensiv geführt, dass die andere Person als Lebenscoach fungiert. Dies ist einer der Gründe, warum dominante Persönlichkeiten häufig als potenzielle Partner angesehen werden. Diese geben einen Weg vor, sie schlagen konkrete Angaben zur Lebensführung vor, vom ausgeübten Beruf bis hin zur empfohlenen Kleidung kann diese Lebensplanung reichen und gibt dem Betroffenen für eine gewisse Zeitspanne eine Identität.

Das wirklichkeitsferne und unstete Selbstbild verbunden mit exzessiver Kritik an der eigenen Person ist gegen vermeintlich objektive Beweise von Außenstehenden resistent und daher für Angehörige nur schwer nachvollziehbar. Hier hilft nur das wiederkehrende Gespräch, in dem die Fähigkeiten thematisiert werden und die Selbstreflexion gefördert wird.

4. Würden Sie sich als impulsiv bezeichnen? Tätigen Sie vermehrt Fehlkäufe? Haben Sie häufig wechselnde Sexualpartner? Können Sie Alkohol bewusst und maßvoll konsumieren? Ernähren Sie sich wechselhaft, probieren Sie beispielsweise häu-

fig neue Diätkonzepte?

Betroffene neigen zu bedenkenlosem Verhalten. Impulsives Handeln und ein hitziges Gemüt sind jedes Handeln, bei dem zuvor nicht über die Folgen nachgedacht wird, kennzeichnend sind auch kurz andauernde Wutausbrüche oder Risikofreudigkeit.

Im Alltag sind hier viele Situationen Hinweisgebend, Beispiele sind unter anderem:

• Überreagieren oder „Rot sehen", auch schon bei kleineren Herausforderungen und Reizen.

• Ein Handeln, welches „Hals über Kopf" auf einen äußeren Reiz reagiert.

• Ins Wort fallen oder unvorhergesehenes Unterbrechen von eigenen oder fremden Gesprächen.

• Ungeduldig sein, insbesondere durch Drängeln in der Schlange oder schnelles Fahren im Straßenverkehr.

• Die Betroffenen sind „vom Augenblick bestimmt" und haben Schwierigkeiten, gesetzte Pläne zu verfolgen.

Konkret ist diese Impulsivität häufig bei Anschaffungen zu beobachten. Finanzielle Entscheidungsfähigkeit wird von planlosen und unüberlegten Kaufentscheidungen eingeschränkt. Hieraus folgt zwangsläufig, dass der Umgang mit Geld nicht gleichmäßig erlernt werden kann. Es wird sich beispielsweise für einen Luxusartikel statt des Wocheneinkaufs entschieden. Der Betroffene stellt häufig im Nachhinein fest, dass er in der Situation nicht angemessen abgewogen hat und ärgert sich.

Auch in sexueller Hinsicht führt die unbedachte Spontanität häufig zu Sex mit Partnern, die man gar nicht mag oder Praktiken, die man eigentlich nicht möchte. Insgesamt sind unter Borderline-Erkrankten häufig wechselnde Sexualpartner keine Seltenheit. Auch hier überwältigt sie die Emotion des Moments und das Bedürfnis, vom Partner attraktiv und begehrenswert gefunden zu werden und treibt sie zu ungewollten Taten. Auch unter diesen Details leiden Sie später häufig und geraten an den Rand der Selbstverachtung.

Mit der Impulsivität kann auch ein vermehrter Substanzmissbrauch einhergehen. Der Konsum schwankt zwischen völligem Verzicht und völligem Übermaß. Häufige Alkoholexzesse oder spontanes Ausprobieren von angebotenen und noch unbekannten Drogen bis hin zur Besinnungslosigkeit sind die Folgen. Dies zeigt ein fehlendes Bewusstsein für die eigenen körperlichen und mentalen Grenzen und wirkt nach außen wie kopfloser Aktionismus. Er geht häufig mit Ignoranz gegenüber realen Gefahren einher, die die Rechtfertigung des Handelns erschweren würden.

Schnelles, riskantes Fahren zählt ebenfalls zu den häufiger berichteten, risikobehafteten Verhaltensweisen Betroffener. Auch diese finden unter Umständen unter Betäubungsmitteleinfluss statt und werden im Nachhinein bereut. Doch in Anspannungssituationen werden die schlechten Erfahrungen, wie beispielsweise ein Autounfall mit hohem Sachschaden, genau wie sonstige reale Gefahren heruntergespielt und nicht beachtet.

Dazu kommen sogenannte Essanfälle, aus denen Betroffene eine Essstörung, wie Bulimie oder Magersucht, entwickeln können. Dies resultiert nicht zuletzt auch aus der Unzufriedenheit mit der eigenen Person, insbesondere mit dem eigenen Körper, und hängt eng zusammen mit der Identitätsstörung und dem Problem der Selbstwahrnehmung.

Gerade bei dem Kriterium der Impulsivität finden sich viele Parallelen zu anderen Störungsbildern, wie die Aufmerksamkeitsdefizit-/Hyperaktivitätsstörung (ADHS). Zur Abgrenzung mehr im Kapitel „Die Ursachen".

5. Verletzten Sie sich selbst? Haben Sie schon einmal darüber nachgedacht, sich das Leben zu nehmen?

Um die Anspannung im Inneren zu bewältigen ist jedes Mittel recht, sich schneiden oder schlagen ist hierfür ein typisches, aber nicht notwendiges Merkmal. Es erhöht den Leidensdruck im Alltag enorm, da es durch Wunden und Narben das sichtbarste Symptom sein kann, welches unter Umständen ein Leben lang verbleibt. In den Phasen des starken Spannungsgefühls spüren viele den Schmerz weniger, dadurch sinkt die Hemmschwelle zu selbst gefährdendem Verhalten. Nach der Selbstverletzung verspürt der Betroffene Entspannung und Reduktion der inneren Unruhe, dies löst ein suchtartiges Bedürfnis danach aus.

Es führt jedoch auch zu Schamgefühl, dass man erneut zu diesem Mittel greifen musste, insbesondere in dem Zeitpunkt, in dem ärztlicher Rat zur Behandlung der zum Teil tiefen und schwerwiegenden Wunden eingeholt wird. Hieraus entspringt, wie in einem nicht zu durchbrechenden Teufelskreis, das erneute Anwachsen der inneren Anspannung. Die Verletzungen können bis zum Suizidversuch führen, um die Anspannung endlich zum Schweigen zu bringen oder der inneren Leere endgültig zu entfliehen.

Eine Studie von 2002 zeigt, dass hinsichtlich des selbstverletzenden Verhaltens von Borderline-Patienten im Alter von 18 bis 24 Jahren die stärkste Zunahme zu verzeichnen ist und bis zum Alter von 50 bis 59 Jahren anhalten kann. Selbstverletzendes Verhalten tritt allerdings auch bei einer Vielzahl anderer psychologischer Störungen auf und ist keineswegs als Einzelindikator zu sehen. Viele Betroffene kritisieren, dass selbstverletzendes Verhalten in der Öffentlichkeit als derart prägend für das Krankheitsbild betrachtete wird, dass die Erkrankung und dadurch auch sie selbst häufig nur darauf reduziert würden.

Was können Angehörige tun? Als Angehöriger müssen Sie Absichtserklärungen zur Selbstverletzung und Suizidäußerungen stets ernst nehmen! Ignoranz und Kleinreden haben keineswegs den beabsichtigten Erfolg, hierdurch alternative Methoden zur Auflösung der inneren Anspannung zu erlernen. Es ist auch nicht zielführend, es als Schrei nach Aufmerksamkeit abzutun oder eine leere Drohung darin zu vermuten. Können all diese Motive auch Grundlage für das Handeln des Betroffenen sein, bedarf es gerade dann Impulsen von außen. Die Frage ist nicht, ob man handelt, sondern wie. Wichtig ist hier, dass mehr Aufmerksamkeit und Zuwendung nicht die Lösung sind. Thematisieren des Anspannungsgefühls und eine gemeinsame Suche nach Ablenkung für zukünftige Situationen sind hier angebracht, bewusste Offenheit statt Verschweigen. Als oberstes Gebot gilt es immer, die emotionale Krise unbeschadet zu überstehen. Weiteren Rat finden Sie im letzten Kapitel mit Hinweisen zur Selbsthilfe und Tipps für Angehörige.

6. Wechseln Ihre Emotionen von einer Sekunde zur anderen? Fühlen Sie sich hin- und hergeworfen von extremen Gefühlen?

Betroffene unterliegen auffällig starken Stim-

mungsschwankungen, die von äußeren Reizen abhängig sind. Die Extreme befindet sich im Bereich
hochgradiger Übellaunigkeit und enormer Reizbar-
keit bis hin zu höchster Glückseligkeit. In Fachkreisen wird es affektive oder auch emotionale Instabilität genannt. Die Stimmungen sind episodisch und
dauern üblicherweise mehrere Stunden, in wenigen
bekannten Fällen auch einige Tage an. Diese leichte
Beeinflussbarkeit verursacht die Diskrepanz zu den
situativen Ursachen. Die hiervon ausgelöste feind-
selige Grundstimmung erschwert es dem Umfeld
zusätzlich, dem Betroffenen zu helfen.

7. Verspüren Sie eine innere Leere, die Sie gefühls-
kalt und abgestumpft, einsam und traurig macht?

Ziel vieler riskanter oder extremer Verhaltensweisen ist es, diese Leere auszufüllen. Betroffene berichten von Abgeschlagenheitsgefühl und Le-
bensmüdigkeit und sind den Kampf von *viel fühlen*
oder *gar nichts spüren* leid.

Das Gefühl der inneren Leere ist bei vielen Stö-
rungsbildern beschrieben und zeigt insbesondere
Gemeinsamkeit mit den Symptomen depressiver
Menschen. Die Depressivität kann jedoch, falls als

Begleiterkrankung diagnostiziert, Ergebnis vieler anderer Symptome der Borderline-Störung sein. Das gestörte Selbstbild und die häufige soziale Zurückweisung aufgrund extremer Verhaltensweisen fördern die Unzufriedenheit mit dem Leben und der Situation. Der Betroffene fühlt sich hoffnungslos und niedergeschlagen. Hier entwickelt sich ein von Pessimismus geprägtes Stimmungsbild, welches den Betroffenen um sich selbst kreisen lässt. Er kann sich nicht mehr selbst aus dieser Stimmung befreien – „er sieht Schwarz". Zur Beendigung dieses umfassenden Minderwertigkeitsgefühls ist dem Betroffenen jedes Mittel recht, auch der Suizid.

8. Neigen Sie zu Wutausbrüchen, bei denen Sie die Kontrolle verlieren? Sind Sie schon häufig mit nahestehenden Personen hart ins Gericht gegangen und haben hierbei dauerhafte Narben hinterlassen oder gar Freundschaften gänzlich zerstört?

Dinge zu zerschlagen, Gegenstände in der Substanz zu beschädigen und auch andere Menschen verbal und körperlich anzugreifen, sind nur einige Vorkommnisse bei diesen enormen Ausbrüchen, die Betroffenen verspüren unkontrollierbare Wut.

Die Ausbrüche belasten die zwischenmenschlichen Beziehungen stark, da gerade hier unüberlegte Reaktionen zu harten Urteilen über die andere Partei führen. Auch zu körperlichen Auseinandersetzungen kann es hierbei kommen. Betroffene wünschen sich häufig im Nachhinein, die Geschehnisse rückgängig machen zu können und leiden unter den zum Teil dauerhaften Schäden bis hin zum Verlust der sozialen Bindungen.

Auf Angehörige wirkt der Ausbruch unangemessen und übertrieben. Sie fühlen sich gehemmt in ihrer Reaktion, da Sie nicht wissen, wie sie den Betroffenen auffangen können und ihnen der Auslöser des Ausbruchs verschlossen bleibt. Das Gefühl, ungerechtfertigt Vorwürfen und Kritik ausgesetzt zu werden, kann die Auseinandersetzung auch beiderseitig steigern und aufputschen. Dies führt zu bleibenden Spannungen bis zur Spaltung. Für Angehörige gilt es, die Steigerung von Feindseligkeiten zu verhindern, indem sie deeskalierend wirken. Aufgrund der persönlichen Betroffenheit gilt dies als schwierigste Aufgabe für Angehörige, mehr zu diesem Ratschlag finden Sie im letzten Kapitel „Tipps für Angehörige".

9. Wie stressresistent sind Sie? Verlieren Sie schon einmal die Kontrolle über sich, wenn Sie unter enormer Belastung stehen?

Häufiges Ausflippen oder Wahnvorstellungen in Krisensituationen sind ebenfalls charakteristisch. Da Betroffene unter Stress weniger bis gar nicht belastbar sind, neigen Sie zu unvernünftigen Überreaktionen in Drucksituationen.

Die Ängstlichkeit ist ein Merkmal, welches in vielen Situationen intensive Spannungsgefühle auslöst. Nervöse Reaktionen auf Meinungsverschiedenheiten bis hin zur Panik fördern unüberlegtes Verhalten. Doch auch unabhängig von Auslösern im sozialen Umfeld beschäftigen sich Betroffene häufig mit Sorgen und Ängsten zu Vergangenheit und Zukunft. Vergangene Ereignisse bleiben unangenehm in Erinnerung und beherrschen auch die Gegenwart aufgrund der Besorgnis wegen bleibender Schäden und anhaltenden Schamgefühls. Zusätzlich belastet die Angst vor ähnlichen Vorkommnissen in der Zukunft den Betroffenen bis in den Alltag hinein. Er nimmt ein undefinierbares Gefühl der Bedrohung wahr, welches die persönliche Unsicherheit vergrößert.

Mit der paranoiden oder wahnhaften Reaktion kann eine dissoziative Symptomatik einhergehen, die durch Belastung hervorgerufen oder verstärkt wird. Hierbei handelt es sich um eine veränderte Wahrnehmung, die auf Empfindungen und Sinne durchschlägt. Es kommt zu einer Fremdwahrnehmung des eigenen Körpers, die auch die Bewegungen beeinträchtigt und zum Gefühl des Kontrollverlustes über sich und die Umwelt. Bei Betroffenen treten vermehrt Depersonalisierung, Derealisation und Flashbacks auf. Es handelt sich bei dissoziativen Wahrnehmungen um psychosomatische Symptome, eine ärztliche Untersuchung ergibt keine physiologischen Ursachen für die Einschränkungen.

Zusammenfassung: Die Einordnung wird anhand von 9 Fragen vorgenommen. Wenn 5 davon bejaht werden, spricht man von einer Borderline-Störung. Eine Diagnose anhand der Kriterien bedarf immer auch einer Bewertung ihrer Intensität, die grundsätzlich einer kritischen Überprüfung unterzogen werden muss und endgültig nur von einem Fachmann vorgenommen werden kann.

Wie ist Ihr Resultat? Konnten Sie die Fragen über-

haupt selbstkritisch beantworten? Sehen Sie einige dieser Symptome bei sich?

Im Fall, dass Sie Angehöriger sind: Konnten Sie Verhaltensweisen bei dem Betroffenen wiedererkennen? Und vor allem: Konnten Sie nachvollziehen, welche Gedanken oder Auslöser dahinterstehen?

DIE URSACHEN

Die Ursachen sind so vielfältig wie die Symptome. Lange waren die Auslöser umstritten, doch es wurden in der Erforschung der Ursachen erhebliche Fortschritte gemacht.

Vielfach wird emotionale Vernachlässigung in der Therapie er- und aufgearbeitet. Bei 40 bis 70 Prozent der Betroffenen finden sich unzureichende Zuwendung und Anerkennung in der Kindheit. Kinder haben ein selbstbezogenes Weltbild. Wird einem Kind aufgrund vielfältiger Umstände von den Bezugspersonen nicht die geforderte Aufmerksamkeit zuteil, scheint dies eine Regulationsstörung zu begünstigen. Weiterhin sind in vielen Fällen Traumatisierungen ursächlich, berichtet wird von mehr als 50 Prozent der Patienten über schwerwiegende

Misshandlungen und sexuellen Missbrauch. Keineswegs folgt hieraus zwangsläufig eine Borderline-Störung, jedoch nimmt man an, dass dies im Zusammenspiel mit anderen Faktoren Entstehungsgrund für die Störung ist. Der Anteil der sogenannten Umwelteinflüsse wird von einer Familienstudie von 2009 auf etwa 55 Prozent geschätzt.

Für die Entwicklung des ausgesprochen niedrigen Selbstwertgefühls und der Herabsetzung der eigenen Person ist der Werdegang vieler Betroffener aufschlussreich. Negative Rückmeldungen im Kleinkindalter, wie beispielsweise mit Aussagen wie: „Deine extreme Wehleidigkeit ist immer völlig unbegründet.", oder auch nonverbal durch distanzierendes Verhalten oder Bevorzugung anderer, infolge oder sogar als Bestrafung von extremen Verhaltensweisen, fördert die Entwicklung einer Persönlichkeitsstörung. Auch Feindseligkeit und Streit zwischen Eltern und Kind, sowie zwischen den Eltern untereinander, sind Merkmale vieler Kindheitsberichte von Betroffenen. Hieraus folgen Schuldgefühle und auch das Gefühl, anders zu sein. Es werden mit bestimmten Situationen und Emotionen sozialer Verstoß und Ausschluss verbunden.

Misslungene Bindungen erlebt das Kind hierbei zuhauf und am Ende neigt es zur Abwertung der eigenen Person, denn aufgrund des selbstbezogenen Weltbildes werden äußere Einflüsse oder individuelle Probleme der anderen nicht wahrgenommen. Diese Kette zeigt, dass am Anfang die Regulationsstörung steht und viele zusätzliche Probleme hinsichtlich Selbstbild und Beziehungen durch negative Prägung in der Sozialisation angelernt sind, jedoch nicht alleinige Ursache der Störung.

Nach wie vor werden Hirnregionen von Forschern untersucht, die für Gefühlsverarbeitung und Aggressionen zuständig sind, in denen Fehlfunktionen im biochemischen Ablauf vermutet werden, auf denen die unausgeglichene Regulation beruht. Hier könnte eine physiologische Ursache für die Erkrankung liegen. Insbesondere die besonders stark ausgeprägte Angst vor Zurückweisung führt eine Studie von 2014 auf eine Unterfunktion im präfrontalen Kortex zurück und stellt hier einen deutlichen Zusammenhang fest.

Auch die genetische Veranlagung, die auf bis zu 40 Prozent geschätzt wird, ist verantwortlich für die Entwicklung einer Borderline-Störung. Darüber hinaus gilt es, diesen Faktor im Zusammenhang zu individuellen hormonellen Vorgängen und chemischen Reaktionen im Gehirn zu betrachten. Die Bestimmung von verantwortlichen Genen war bisher nicht erfolgreich. Die Vermutung liegt nahe, dass umweltbedingte Genmodifikationen der Auslöser sind.

Wie bei vielen Persönlichkeitsstörungen kann man auch bei der Borderline-Störung festhalten, dass die Entwicklung multifaktorielle Ursachen hat, die zudem auf unterschiedliche individuelle Umstände treffen. Der multiple Katalog an Symptomen spiegelt sich in den Ursachen gleichermaßen vielfältig wider.

Zusammenfassung: Die Bandbreite erstreckt sich von biologischen und physiologischen bis hin zu genetischen Faktoren, die die Entwicklung einer emotional instabilen Persönlichkeitsstörung beeinflussen. Grundsätzlich handelt es sich um ein Zusammenspiel vieler Ursachen, die genetische Veranlagung ist zu einem ähnlichen Anteil verantwortlich wie die Umwelteinflüsse. Diese sind insbesondere Misshandlung im Kindesalter und sexueller Missbrauch wie auch emotionale Vernachlässigung und instabile Beziehung zu Bezugspersonen.

DIE DIAGNOSE

Trotz des gestiegenen Wissens über die Störung und ihre Ursachen zählt die Borderline-Störung in Fachkreisen nach wie vor zu den schwer erkennbaren psychischen Erkrankungen. Das liegt vorrangig an den Ähnlichkeiten zu anderen Störungsbildern und der individuellen Ausprägung der Symptome. Die Störung tritt nicht plötzlich auf, sondern vielmehr nimmt sie einen schleichenden Verlauf. Dies zeigt sich dadurch, dass die Symptome unterschiedlich stark auftreten und durch verschiedene Auslöser verstärkt oder gehemmt werden. Die Betroffenen haben schon vorher eine Lebensgeschichte, die von emotionaler Instabilität zeugt. Hieraus entstehen Folgeprobleme bei der Verarbeitung von Erlebnissen und natürlich im Umgang mit Gefühlen. Man kann aufgrund des allmählichen Auftretens von Symptomen auch nicht von einem Zeitpunkt des Krankheitsausbruchs sprechen.

Die Symptome der Borderline-Störung entsprechen

in ihrem Kern Problemen, die jeder Mensch kennt. Daher erscheint es häufig sehr diffus und schwammig. Macht man sich jedoch bewusst, dass die Borderline-Persönlichkeit in den Lebensbereichen Selbstbild, Verlustängsten in Beziehungen und impulsivem Erleben von Emotionen derart starke Schwierigkeiten hat, dass der Betroffene sich nicht mehr selbst helfen kann und einen enormen Leidensdruck hat, kann man eine Unterscheidung vornehmen.

Schwierigkeiten bereitet die Diagnose aufgrund der vielen **Begleiterkrankungen**, die von den Ursachen und Symptomen unterschieden werden müssen. Für die Anamnese stellt der Fachmann die Erkrankung mithilfe von systematischen Gesprächen und gegebenenfalls psychologischen Tests als sogenannte Grunderkrankung fest. Darüber hinaus schließt er andere Erkrankungen aus und wertet die Symptome, sodass er die Begleiterkrankungen identifizieren kann. Hierbei ist eine umfangreiche Untersuchung notwendig, da ausgesprochen viele symptomatische Gemeinsamkeiten mit anderen Störungen vorliegen. Auch die Angehörigen werden hierbei gegebenenfalls hinzugezogen.

Im Detail: Die Borderline-Persönlichkeitsstörung tritt häufig im Zusammenhang mit anderen Persönlichkeitsstörungen auf, insbesondere narzisstische, histrionische, paranoide und dissoziative Persönlichkeitsstörung, um nur einige zu nennen. Die Erkrankung geht vielfach einher mit depressiven Episoden und anderen Störungsbildern. 30 Prozent werden begleitet von posttraumatischen Belastungsstörungen und 70 Prozent der Betroffenen zeigen symptomatische Parallelen mit Drogen- und Alkoholsuchterkrankungen. Häufige zusätzliche Störungen sind darüber hinaus Essstörungen wie Bulimie und Magersucht. Studien zufolge liegen bei insgesamt 90 Prozent der Patienten auch andere psychische Störungen vor.

Insbesondere eine Abgrenzung zur Aufmerksamkeitsdefizit-/Hyperaktivitätsstörung (ADHS) ist schwer. Dabei ist auf das Zusammenspiel mit anderen Merkmalen Bezug zu nehmen. Hierzu genauer: Symptome, die bei beiden Störungen vorliegen können, gibt es viele. Jedoch werden das selbstverletzende Verhalten und das Gefühl innerer Leere bei Borderline-Patienten als prägende Merkmale beobachtet. Auch die Identitätsstörung als Kernsymptom der Borderline-Erkrankung zeichnet einen etwas anderen Störungscharakter. Kernsymptom einer ADH-Störung sind einerseits die Hyperaktivität beim Typ I oder Aufmerksamkeitsdefizit beim Typ II. Diese sind bei der Borderline-Persönlichkeit Merkmale, die von anderen Symptomen ausgelöst werden, wie beispielsweise die Instabilität in zwischenmenschlichen Beziehungen. Auch die häufig beobachtete Desorganisation bei ADHS-Patienten überlappt sich nur sekundär mit Borderline-Erkrankten, diese suchen gern Struktur, die ihnen Sicherheit vermittelt. Eine fehlende oder schlechte Behandlung der ADHS kann die Entwicklung einer emotional instabilen Persönlichkeitsstörung begünstigen, Ergebnis ist dann häufig eine Doppeldiagnose.

Hier liegt der Kern des diagnostischen Problems: Welches Störungsbild unterstützt die Entwicklung des anderen? Förderte Alkoholismus die Entwicklung der Persönlichkeit derart, dass die Borderline-Symptome hieraus entstanden oder begünstigte vielmehr der Borderline-Charakter mit der Neigung zu extremen Handlungen den Substanzmissbrauch bis hin zur Sucht? Mit Sicherheit kann diese Frage niemand beantworten, auch wenn man in Fachkreisen überwiegend dafür plädiert, dass letzteres wahrscheinlicher ist.

Die Diagnose Borderline wird in den meisten Fällen erst nach mehrjähriger therapeutischer und medikamentöser Behandlung gestellt, die aufgrund anderer Beschwerden aufgenommen wurde. Werden diese behandelt, kann häufig das Kernproblem zutage treten und die Regulationsstörung als Ursache erkannt werden.

Für die Diagnose hilft das folgende Verständnis: Der Unterschied von psychiatrischen Störungsbildern zu Persönlichkeitsstörungen liegt in der Episodenhaftigkeit. Treten Symptome anderer Störungen phasenweise auf und verschwinden nach erfolgreichem Ausgleich des biochemischen Ungleichgewichts oder mit Ende des auslösenden Ereignisses wieder, verhält es sich bei Persönlichkeitsstörungen ganz anders. Die Symptome entwickeln und verändern sich langsam und ungleichmäßig, bleiben jedoch ein Leben lang.

Für die Behandlung der akuten Krisen hilft das Verständnis der Kernstörung nur bedingt, hier liegt der Fokus mehr auf den Bewältigungsstrategien.

Lesen Sie dazu mehr im nächsten Kapitel: Die Persönlichkeitsstörung bewältigen.

Zusammenfassung: Die Diagnose kann in vielen Fällen erst nach Jahren der medikamentösen und therapeutischen Behandlung gestellt werden, da die Borderline-Persönlichkeitsstörung häufig im Zusammenhang mit anderen Störungen auftritt und die Symptome und Zusammenhänge verschleiert. Werden diese als Begleiterkrankungen identifiziert, beeinträchtigen sie weiterhin die Behandlung.

Die Persönlichkeitsstörung bewältigen

DER LEIDENSDRUCK

Im beruflichen Leben können viele Betroffene dauerhaft gute Leistungen erbringen, insbesondere in einer stark strukturierten beruflichen Umgebung fühlen sie sich auch langfristig wohl. Jedoch ist auch dieser Lebensbereich störanfällig, bei Veränderung im privaten Bereich oder auch bei einer Umstrukturierung auf der Arbeitsstelle reagieren Betroffene schnell radikal, kündigen überraschend, wechseln plötzlich die Stelle, manche manipulieren auch ihre berufliche Position, bis sie selbst untragbar werden. Die Motive, die zu diesem Verhalten führen, variieren von Langeweile bis zum Bedürfnis nach totaler Veränderung zur

Selbstfindung, was privat und beruflich umgesetzt wird. Häufiges Ventil sind die künstlerischen Berufe, hier können extreme Emotionen verarbeitet und kreativ umgesetzt werden. Zudem dienen diese Tätigkeiten für viele zusätzlich als Ausdrucksform.

Mangels Akzeptanz der eigenen Person und der vielen Widersprüche und ambivalenten Gefühle erfahren die Betroffenen im Alltag häufig Ablehnung und lehnen nicht zuletzt auch sich selbst ab, der Leidensdruck ist enorm. Die Lebensqualität ist in manchen Fällen derart eingeschränkt, dass ein gleichmäßiges Privatleben nicht stattfinden kann.

Was können Angehörige tun? Häufig beginnen Betroffene die Therapiesuche auf Hinweis einer wichtigen Person ihres Umfelds. Diese Veranlassung stieß in einer anderen Phase vielleicht noch auf taube Ohren, löst in einem anderen Moment jedoch die noch bestehenden Hemmungen auf. Lassen Sie sich daher nicht entmutige von zunächst noch wenig Enthusiasmus, insbesondere bei den ersten Gesprächsbemühungen stößt auch der Betroffene zunächst erst einmal auf eine für ihn noch neue konfrontative Situation. In vielen Fällen waren bisher negative Ereignisse Gesprächsauslöser, daher könnte man beispielsweise versuchen, in positiver Stimmung einen Vorschlag zu wagen. Die Erwägung einer Therapie bedarf der Überwindung einer Barriere, je häufiger eine Therapie im Alltag zum Gesprächsthema wird, desto niedriger wird die Barriere.

Zusammenfassung: Mangelt es dem Betroffenen an Methoden zur Auflösung der inneren Anspannung, ist er phasenweise nicht zu einer Alltagsbewältigung fähig. Häufig gibt die Struktur des Berufslebens Betroffenen ein geordnetes Leben. Ändern sich Rahmenbedingungen, kann das jedoch zu Krisensituationen führen. Viele finden in kreativen Hobbys eine beruhigende Tätigkeit. Gilt es dennoch, unüberwindbare Probleme zu lösen, helfen offene Gespräche und regelmäßiges Nachfragen.

THERAPIEFÄHIGKEIT

Erster Schritt ist die Reflexion der Schwierigkeiten. Zweiter Schritt ist es, den Schwierigkeiten einen Namen zu geben. Ist der Betroffene dann noch bereit und gewillt, sein Verhalten zu ändern, hat eine

Therapie Erfolgsaussichten. Doch häufig ist es in der Praxis nicht so einfach.

Grundsätzlich wird die Therapiefähigkeit individuell anhand der Einstellung des Betroffenen betrachtet. Hiervon gibt es jedoch Ausnahmen. Die sogenannte **Psychoedukation** arbeitet gezielt damit, Angehörige mit einzubinden. Ziel ist es hier, Menschen, die an einer psychischen Störung erkrankt sind, und ihre Angehörigen aufzuklären. Dies kann beispielsweise in Form von Schulungen geschehen. Hierbei werden zunächst Informationen über das Störungsbild vermittelt. Es können aber auch individuelle Erlebnisse mit dem Betroffenen mit dem neuen Wissen abgeglichen werden. Durch die Herausstellung der Parallelen und Unterschiede können alle Beteiligten mehr Verständnis und Distanz gewinnen. Zudem werden konkrete Handlungsstrategien besprochen, mit denen Rückfälle vermieden oder diese adäquat bewältigt werden können. Dies kann insbesondere dadurch erreicht werden, dass Bedingungen besprochen werden, die Krisenauslöser sind oder eine Anspannungssituation aufrechterhalten. Insbesondere wenn diese, wie so häufig bei Borderline-Patienten, vom sozialen

Umfeld in einem besonderen Maße abhängen, können durch die Herausarbeitung Auslöser entkräftet und verhindert werden. Nicht zuletzt hilft die Psychoedukation, die Grundlage für weitere therapeutische Schritte zu bilden – die Akzeptanz. Fällt diese den Betroffenen und dem Umfeld zunächst schwer, so fördert eine Aufklärungsschulung die Entstigmatisierung psychischer Störungsbilder und die Überwindung der Hemmschwellen zur Inanspruchnahme von Behandlungsangeboten.

Erklärtes Ziel ist es in jeder Therapie, Distanz zu den eigenen Emotionen zu gewinnen, um sie zu objektivieren. Was genau das bedeutet, können Sie im nächsten Kapitel zu den Therapiekonzepten genauer lesen.

Zusammenfassung: Vor der Aufnahme einer Therapie steht der Gedanke. Jede Therapie lebt von Anteilnahme und Motivation des Patienten. Der Leidensdruck erzeugt ein Bedürfnis nach Anleitung und Hilfe, jedoch steigert der offene Umgang mit dem Thema die Bereitschaft. Hierzu dient die Psychoedukation, die Einbeziehung des engen sozialen Umfelds. Sie lebt von der Aufklärung und hilft Betroffenen und Ange-

hörigen, Erlebnisse zu besprechen, wodurch Auslöser
für Krisen ausfindig gemacht werden können. Durch
Handlungsalternativen wird versucht, die Auslöser in
Zukunft zu vermeiden.

DIE THERAPIEKONZEPTE

Die Therapie lebt von der Konfrontation mit Krisensituationen, der inneren Leere sowie auch der
emotionalen Anspannung. Heilend ist eine zuver-
lässige Beziehung, in der Betroffene eine Stabilität
erleben und erlernen. Für viele Patienten gibt die
Beziehung zu ihrem Therapeuten ein Beispiel für
Regelmäßigkeit in zwischenmenschlichen Beziehungen.

Die **Zusammenarbeit mit Familie, Freunden
und Partnern** ist grundsätzlich in allen therapeutischen Konzepten vorgesehen. Wesentlich ist jedoch, dass der Betroffene selbst an sich und da-
raufhin an den zwischenmenschlichen Beziehungen
arbeitet und sein soziales Umfeld aus eigenem An-
trieb und eigener Kraft miteinbezieht. Dies kann
direkt durch Konfrontation mit der Erkrankung
geschehen oder auch durch Aufarbeitung von

Streitsituationen, Wutausbrüchen und anderen Ereignissen. In jedem Fall erarbeitet sich der Betroffene zuvor eine Vorgehensweise, die er sodann in seinen Alltag zu integrieren versucht. Hierbei kann es auch zu mehrfachen Versuchen kommen, in denen er sich ausprobieren muss. Hierbei besteht das Risiko, dass durch Misserfolge die Motivation leidet. Macht man sich den beschwerlichen Weg bewusst, kann das helfen, diesen Situationen die negative Wirkung zu nehmen. Letztlich sind auch diese Situationen ein notwendiger Schritt für die Entwicklung erprobter Methoden.

Inzwischen wurden verschiedene Möglichkeiten zur Behandlung von Borderline-Patienten entwickelt, die alle eine ähnliche Erfolgsprognose haben. Die gängigsten sind im Folgenden beschrieben.

Die **Psychodynamische Therapie** beruht als **tiefenpsychologisch fundierte Psychotherapie (TP)** auf den theoretischen Grundlagen der Psychoanalyse und ihren Fortentwicklungen. Hierbei nimmt man an, dass unbewusste psychische Vorgänge fortlaufend Einflüsse auf die psychische Gesundheit der Person haben. Es wird vorrangig nach Auslösern im Unterbewusstsein des Patienten gesucht. Die Identifikation dieser unbewussten Auslöser bewirkt eine Verbesserung der aktuellen Störung des Patienten. Hierbei wird jedoch nicht rückwärts gerichtet die Vergangenheit betrachtet. Vielmehr zeigen sich durch aktuelle Ereignisse im Leben des Patienten unbearbeitete Konflikte im Unterbewusstsein, die sodann bearbeitet werden. Erklärtes Ziel ist es, die Symptome in der Gegenwart zu mildern und dadurch Konflikte und Krisen zu vermeiden oder stabil zu überstehen.

Therapien, die den **mentalisierungsbasierten Ansatz (MBT)** anwenden, setzten primär darauf, die Mentalisierungsfähigkeit des Patienten auszubilden und zu verbessern. Auch sie entspringt dem psychoanalytischen Therapiekonzept. Die Mentalisierungsfähigkeit ist die Fähigkeit, Bedürfnisse und Ziele bei sich und anderen zu erkennen, um durch die Analyse dieser das Verhalten von sich selbst und anderen Menschen besser zu verstehen. Empathie ist eine der Baustellen in der Persönlichkeit Betroffener, die auf viele andere Symptome ausstrahlt. Vielen fehlt es an einer zuverlässigen Einschätzung der zwischenmenschlichen Kommunikation und die Fähigkeit Wünsche und Emotionen anderer Menschen zu erkennen ist eingeschränkt. Dies führt zu Überempfindlichkeit oder Neigung, die Geschehnisse negativ zu interpretieren oder sich schnell beleidigt zu fühlen. Begonnen wird beim Patienten selbst. Kann er sich seinen seelischen Zustand vergegenwärtigen und bewusst betrachten, entwickelt er mehr Verständnis für die Basis seiner Handlungen. Dies lässt sich in einem nächsten Schritt auch auf andere übertragen. Methodisch reflektiert der Patient sich und seine Einflüsse in Einzel- oder Gruppengesprächen. Durch Techniken in der Gesprächsführung wird er vom Therapeuten angeleitet. Besonders positiv an diesem Konzept ist die sehr niedrige Abbruchquote.

Die **dialektisch-behaviorale Therapie (DBT)** vermittelt verhaltenstherapeutische Bewältigungsmethoden. Es werden dem Betroffenen Strategien vermittelt, um die extremen Gefühle besser einzuordnen und das Verhalten steuern zu können. Dies sind die sogenannten Skills. Der Betroffene soll nicht Alternativmethoden vorgesetzt bekommen, die er sodann stupide anwendet, keinesfalls soll er das Gefühl bekommen, seine bisherigen Verhaltensmuster seien kategorisch falsch. Es geht im

Kern immer um die Frage, welche Bewältigungsmethoden sind passender und weniger selbst gefährdend und diese Entscheidung obliegt dem Betroffenen selbst. So individuell die Ausprägung der Störung, so individuell muss auch die Therapie sein. Daher werden die Skills mit dem Betroffenen gemeinsam herausgearbeitet, um größtmögliche Individualität zu garantieren und die Akzeptanz zu erhöhen. Die Skills dienen der Bewältigung der inneren Anspannung in Stressmomenten. Konkret sollen sie auf vielen Ebenen angewendet werden, die nach ihrer Dringlichkeit geordnet sind.

Begonnen wird mit dem selbstverletzenden oder suizidalen Verhalten, dann wird der Fokus auf die Störungen im Alltag und der Lebensqualität gelegt. Hiernach folgt die Optimierung der Verhaltensmuster. Die Skills sollen schon präventiv wirken. Mithilfe der Bewältigungsmethoden soll die drohende Krise frühzeitig erkannt werden, um möglichst schon hier einen abgeschwächten Verlauf einzuleiten. Bei der Bewältigung der emotionalen Krise selbst dienen sie dann der Wiedererlangung der Kontrolle über die eigenen Empfindungen und dem Abbau negativer Emotionen auf natürliche

Weise. Hierzu führen die Patienten Tagebuch über Spannungen und Krisen. Methodisch ist ein zentraler Aspekt der Verhaltenstherapie die kognitive Umstrukturierung. Dies ist ein Veränderungsprozess in der Denkweise des Patienten. Diese Veränderungen sollen in der sogenannten Zuschreibung von Emotionen auf Menschen und Dinge stattfinden. Bei Borderline-Erkrankten zeigt sich eine unmittelbare Projektion der eigenen, subjektiven Emotionen auf die Außenwelt, ohne zuvor eine filternde Distanzierung vorzunehmen.

Dies führt dazu, dass die eigene emotionale Instabilität als objektive Realität angenommen wird. Es geschieht unbewusst und ungewollt, genau hier setzt die kognitiv-verhaltensthera-peutische Methodik an. Lernt der Patient nun, sein emotionales Innenleben als subjektiv anzuerkennen und zwischen dem persönlichen Erleben und der objektiven Umwelt zu unterscheiden, so gelingt es ihm gegebenenfalls, in sozialen Krisensituationen erst zu filtern und dann zu reagieren. Dies ermöglicht dem Betroffenen, in der Situation die Kontrolle zu behalten beziehungsweise wiederzuerlangen. Bei diesem Ansatz wird sich der Zusammenarbeit mit

Angehörigen häufiger bedient, da dies die Gelegenheit bietet, die Fähigkeit zu üben, die Gefühle und Wünsche des Umfelds zu erkennen und eine direkte soziale Rückmeldung zu erhalten.

Die **Schematherapie** oder auch **schemafokussierte Therapie (SFT)** verfolgt einen anderen Ansatz. Hierbei werden Schemata, also Verhaltensmuster, gesucht. Solche verfestigten Verhaltensweisen werden gefunden, definiert und durch alternative Muster ausgetauscht. Dies ist in jedem Fall ein dauerhafter Lernprozess, der mit viel Selbstkontrolle verbunden ist. Den Betroffenen mangelt es an geeigneten Methoden zur Auflösung solcher Spannungen. Stattdessen haben sie viele unangepasste Verhaltensmuster, in die sie verfallen, die dann zu den bekannten sozialen Problemen führen. Dieser Therapieansatz bearbeitet primär die Verhaltensmuster, um den Problembereich des Sozialverhaltens zu verbessern und so den sozialen Leidensdruck zu senken. Dies bedeutet, dass die emotionale Fehlregulierung durch Strategien zur Klärung zwischenmenschlicher Auseinandersetzungen entschärft werden soll.

Nicht zuletzt kann bei Betroffen, bei denen

eine Traumatisierung als Auslöser erkannt wird, eine spezielle **Traumatherapie** die Aufarbeitung der Ursache ermöglichen. Diese kann begleitend eingesetzt werden, sie fördert die Therapiefähigkeit beim Patienten im besonderen Maße, indem der Betroffene eine Basis für die Konfrontation mit den eigenen Empfindungen und Verhaltensweisen ausbildet. Daher wird sie zumeist auch in ein weiteres therapeutisches Konzept integriert.

Auch die **Begleiterkrankungen** müssen behandelt werden. Sie sind zumeist Symptome der eigentlichen Störung und daher gilt es, primär diese zu behandeln. Sie beeinträchtigen den Therapieprozess enorm und belasten den Betroffenen zusätzlich. Daher ist es häufig von großem Nutzen, diese eigenständig zu behandeln. Der Vorteil ist hier, dass bei medikamentöser Behandlung der Begleiterkrankung, die bis dahin hiervon verdeckte Borderline-Erkrankung diagnostiziert und therapiert werden kann.

Medikamente zur Behandlung der Borderline-Störung selbst sind grundsätzlich existent. Ohne Therapie haben sie jedoch vorrangig beruhigende Wirkung und zielen auf eine symptomatische Be-

handlung ab. Das bedeutet, dass die Kernsymptome, wie das Gefühl innerer Leere, gestörtes Selbstbild und chronische Angst vor dem Verlassenwerden, keine signifikanten Verbesserungen unter medikamentöser Behandlung zeigen. Studien zufolge
verzeichnet eine Medikation nach wie vor eine un-
befriedigende Wirksamkeit.

*Zusammenfassung: Grundsätzlich soll der Betroffene
in einer Therapie Distanz zu seinen Emotionen erlernen. Hierzu werden unterschiedliche Therapiekon-
zepte angewandt. Die psychodynamische Therapie
arbeitet aktuelle Ereignisse auf, die aufgrund eines
Vorgangs im Unterbewusstsein Probleme verursa-
chen. Der mentalisierungsbasierte Ansatz arbeitet an
der Fähigkeit, die eigenen Beweggründe besser zu
verstehen, um diese auch an anderen Personen besser erkennen zu können. Die dialektisch-behaviorale
Therapie vermittelt Skills, das sind Strategien, um
Krisensituationen besser zu bewältigen. Hierzu muss
der Betroffene erlernen, dass sein subjektives Emp-
finden nicht mit der Außenwelt gleichzusetzten ist.
Die Schematherapie identifiziert Verhaltensmuster,
die selbstgefährdend sind und soziale Situationen*

belasten und ersetzt sie durch verträglichere Alter-
nativen.

DIE SKILLS

Die sogenannten Skills sind die Fertigkeiten, die dem Betroffenen dabei helfen, mit seinen Stimmungen und Erinnerungen umzugehen.

Eine zu erlernende Fähigkeit ist zum Beispiel der **Umgang mit den eigenen Gefühlen.** Hierfür lernt der Patient in der Therapie, sich Situationen bewusst zu machen. Konkret soll er Situationen beschreiben und begründen, er soll erläutern, warum er gerade dann Ärger, Wut, Freude, Trauer, Angst oder Scham fühlt. Besonderes Augenmerk liegt hier auf den Motiven, die es zu formulieren gilt. Versuchen Sie es einmal selbst: Ich fühle mich gerade/fühlte mich in der Situation ..., weil ich wahrnehme/wahrnahm, dass .... Ziel dieser Übung ist es, sich in emotionalen Krisensituationen nicht mehr hilflos oder ausgeliefert zu fühlen. Hierfür wird ein Umbruch kreiert, der Patient stellt sich seine Situation vor, wie ein Film oder ein Theaterstück. Er kann die Situation wie im Theater von außen betrachten. Es zeigt, dass das Gefühl immer eine subjektive Realität ist und es nicht vorherrschend ist, es ist kontrollierbar. Je mehr Situationen so behandelt werden, desto stärker wird die Vielzahl an Emotionen betont, dadurch hat kein Gefühl die absolute Vorherrschaft, auch nicht in Momenten, in denen der Betroffene sich übermannt fühlt.

Auch die **Selbsthilfe durch Selbstachtung** wird trainiert. Besonders schwer fällt es den Betroffenen, sich selbst zu erkennen und zu achten. Hierfür bedarf es der Erarbeitung eines Profils. Der Betroffene lernt, seine eigenen Fähigkeiten zu benennen und wertzuschätzen. Nicht zuletzt gilt es, die Fähigkeit zu trainieren, sich Ziele zu setzten und diese zu verfolgen. Das hilft bei der Akzeptanz der eigenen Persönlichkeit und Rolle im Leben, Pläne geben eine Aufgabe und werten das Selbstbild auf. Im ersten Schritt ist ein Änderungsbewusstsein erforderlich. Macht sich der Betroffene bewusst, dass Vergangenheit vergangen ist und er durch seine Weiterentwicklung nun die Möglichkeit hat, sein Umfeld und sich selbst zu verändern, hilft dies, sich selbst neuen Aufgaben zuzuwenden. In einem zweiten Schritt helfen Achtsamkeitsübungen dabei, die Umwelt und sein soziales Umfeld bewusst wahrzunehmen und die eigenen Gedanken zu lenken, aber nicht zu bewerten. Besonders soll der Patient aufkommenden Stress bewusst beobachten. Durch die Fähigkeit, Gedanken in geordneten Momenten zu lenken, erlangt er eine präventive Methode, aufkommende Drucksituationen abzuwenden.

Besonders die **Methoden zur Lösung der inneren Anspannung** sind wichtig, um das selbst gefährdende Verhalten zu vermeiden und stattdessen andere Verhaltensweisen zu nutzen, die die ersehnte Entspannung bringen. Es muss ein Umgang mit der unerträglichen inneren Anspannung in Krisensituationen gefunden werden. Auch hierfür muss eine Anleitung erarbeitet werden, mit deren Hilfe der Betroffene vorgehen kann. Dem Betroffenen hilft das Verständnis, dass Spannung nicht ewig anhält, Vertrauen auf das Ende dieses Zustands soll dabei unterstützen, diesen zu akzeptieren, um die Abnahme zu beschleunigen. Die Annahme der Spannung lässt die gedankliche Entwicklung von Lösungsstrategien zu, statt weiterhin ein Problem zu negieren. Zudem hilft das Wissen über auslösende und stärkende Faktoren, die dann bewusst vermieden werden können. Wichtigster Lernfortschritt ist hier die Akzeptanz der Hilfsbedürftigkeit, um Hilfe zu bitten ist essenziell und zeigt das Bewusstsein der eigenen Lage. Der Betroffene lernt, anzuerkennen, dass es gut und wichtig ist – es zeigt nicht Schwäche, sondern seine Stärke.

Zuletzt liegt auch ein Schwerpunkt auf den Skills, die **zwischenmenschliche Verhaltensmuster erweitern**. Hierbei müssen verschiedene Themen trainiert werden. Der Patient lernt, Nein zu sagen oder auch Angriffe gegebenenfalls zu ignorieren. Letzteres verlangt eine objektive Betrachtung der Provokation und eine Abwägung, ob und wenn ja, wie ich handle. Es ist der praktische Anwendungsschritt, nachdem der Betroffene die Distanzierung von den Emotionen erlernt hat. Wenn die eigene Gefühlswelt nicht eins zu eins auf den anderen übertragbar ist, muss hinterfragt werden, was dann seine Beweggründe sind. Als sehr anstrengend werden diese Übungen empfunden, da sie dem Patienten auftragen, Situationen und Menschen nicht zu bewerten. Dies kann in Gruppengesprächen mit Rollenspielen trainiert werden.

Zusammenfassung: Mithilfe der Skills, den Methoden zur Bewältigung von Emotionen, können Borderline-Patienten lernen, mit den Symptomen zu leben. Sie hemmen die Entstehung von Krisensituationen oder Verhindern den Kontrollverlust und leben von der Reflexion der eigenen Person und des Umfelds. Beispiele sind Achtsamkeitsübungen oder Rollenspiele. Ziel ist, den Umgang mit den Gefühlen zu erlernen und dies für eine stabile Beziehungsführung zu nutzen.

DER BEWUSSTE ALLTAG

Schlussendlich sind die Symptome einer Persönlichkeitsstörung in unterschiedlicher Intensität dauerhaft. Ziel ist daher, mit Ihnen zu leben.

Verbessert sich der Zustand von etwa der Hälfte der Patienten auch ohne durchgängige therapeutische Behandlung, erhöht eine Therapie die Stabilität der Verbesserungen und hat eine Auffangfunktion für Rückfälle, die immerhin bei gut einem Drittel der Patienten auftreten. Zudem reflektiert der Betroffenen in einer stetigen Therapie die Besserung und beschleunigt hierdurch den Vorgang durch Übertragung der Erfolge auf andere Problemfelder.

Auch während oder nach einer Therapie bietet der Alltag verschiedene Schwierigkeiten, auf die präventiv eingegangen werden muss. Planvolles Vorgehen für künftige, vorhersehbare Stress- und Krisensituationen ist zur Impulskontrolle immens wichtig und gibt dem Betroffenen Sicherheit. Große Relevanz haben hier berufliche Karrierepläne und auch die Erziehung der Kinder in einer stabilen Partnerschaft. Durch positive Erlebnisse und Fokussierung auf diese baut sich der Betroffene ein Fundament, auf dass er in Krisen zurückgreifen kann – was ihn davor bewahrt, tief zu fallen.

Zusammenfassung: Ziel von den in einer Therapie erlernten Skills ist es, im Alltag die eigenen Gefühle bewusst zu erleben, ohne sich ausgeliefert zu fühlen. Insbesondere in den relevanten Lebensbereichen Partnerschaft und Elternschaft schafft dies Stabilität.

Selbsthilfe und Tipps für Angehörige

Dieses Kapitel hilft Ihnen dabei, anhand von Fragen und beispielhaften Übungen in Krisensituationen Kontrolle zurückzubekommen und gibt Anregungen zur Prävention. Zudem finden Sie hier Achtsamkeitsübungen, um eine bewusste Pause einzulegen.

Auch als Angehöriger finden Sie hier Ratschläge für Gespräche oder Hilfen und nützliche Links zu weiterführenden Informationen.

ACHTSAMKEITSÜBUNGEN

Achtsamkeit bedeutet, bewusst in der Gegenwart zu sein. Hierdurch können Sie sich aus dissoziativen Zuständen befreien. Die Übungen leben von dem, was uns mit der Gegenwart verbindet – den Sinneswahrnehmungen hören, sehen, riechen, schmecken und tasten.

Konzentrieren Sie sich auf folgende Eindrücke:

Welche Geräusche **hören** Sie? Wo kommen Sie her? Befindet sich die Quelle in diesem Raum oder außerhalb? Suchen Sie sich eines aus. Hören Sie nur auf die vorbeifahrenden Autos/die Vogelstimmen/den Rasenmäher des Nachbarn und schalten Sie alle anderen Geräusche aus.

Betrachten Sie ein Foto ganz genau und beschreiben Sie es in allen Einzelheiten. Welche Farben herrschen vor, wie fällt der Schatten, welche Menschen sind darauf zu erkennen, was machen diese? Beschreiben Sie es wortreich und anschaulich, aber wertfrei.

Nehmen Sie im Garten oder im Park die verschiedenen **Gerüche** der Pflanzen und Blumen wahr und vergleichen Sie die Düfte miteinander. Welcher sagt Ihnen am meisten zu?

Beschreiben Sie bei einer Mahlzeit die einzelnen **Geschmäcker.** Versuchen Sie Geschmacksrichtungen mit verbundenen Augen zu erkennen, beispielsweise bei Getränken.

Wie **fühlt** sich Moos oder Baumrinde an? Ertasten Sie Ihr Zimmer im Dunkeln, würden Sie auf Anhieb in die Küche finden?

Konzentrieren Sie sich auf folgende Wahrnehmung:

Lassen Sie Ihre Gedanken einfach fließen und beobachten Sie. Woran **denken** Sie gerade? Warum denken Sie daran? Wo führt mich dieser Gedanke hin und von welchem wird er abgelöst?

SELBSTHILFE

In einer akuten Krisensituation sind verschiedene Reaktionsmöglichkeiten denkbar. Ziel ist es, schnell wirksame Handlungsalternativen zu finden, die nicht schaden.

Eine Möglichkeit ist die **Ablenkung,** diese kann bei jedem anders aussehen. Geht der eine gern baden, schaut der nächste lieber einen Film oder hört Musik. Sport oder Massagen können die Sinneswahrnehmung ankurbeln und von den kreisenden Gedanken um die Spannung ablenken. Kochen oder backen wird ebenfalls von vielen als hilfreich empfunden.

Wenn die Krisensituation schon so weit fortgeschritten ist, dass Ablenkung nicht mehr zu finden ist, gilt es, **neue Reize** zu setzen, die gegen die Drucksituation wirken. Starke Gerüche oder Geschmäcker können dies auslösen, wie Pfefferminzöl zu riechen oder auf einen scharfen Chili zu beißen. Auch der schnelle Wechsel von warmer und kalter Dusche hilft vielen oder mit einem Handtuch auf eine weiche Unterlage einzuschlagen, hierbei ist, wie auch bei sportlichen Aktivitäten, bei denen man sich verausgabt, die körperliche Anstrengung spannungslösend.

Machen Sie sich bewusst, dass die Spannung nicht anhält, sie wird schon bald weg sein. Drucksituationen verschwinden wieder, kein Zustand bleibt!

WIE SIE JEMANDEN UM HILFE BITTEN KÖNNEN

Wichtigste Technik, die jederzeit möglich ist, stellt der Telefonkontakt dar. Speichern Sie sich die wichtigsten Nummern ab, um im Notfall schnell einen Ansprechpartner zu haben. Besprechen Sie dies mit den Personen im Vorhinein.

Machen Sie sich in geordneten Momenten möglichst mehrmals am Tag klar, wie Sie handeln, wenn eine Krisensituation kommt. Nehmen Sie sich die Zeit und denken Sie darüber nach, wie Sie das Telefon nehmen und wen Sie anrufen. Schreiben Sie die Vorgehensweise Schritt für Schritt auf. Sagen Sie die Worte zu Hause laut auf. Kommt die Situation, in der die Spannung nicht auszuhalten ist, kann genau dieses Verhalten dann leichter abgerufen werden.

Nach einer Stresssituation können Sie sich selbst fragen, wie diese Technik funktioniert hat oder ob Sie Schwierigkeiten hatten, zu kommunizieren. Denken Sie darüber nach, was Sie in der nächsten Situation noch besser machen können.

WAS ANGEHÖRIGE TUN KÖNNEN

Wissen hilft! **Infomieren** Sie sich gut über die Erkrankung Ihres Partners, Familienmitglieds oder Freundes. Viele Probleme in den zwischenmenschlichen Beziehungen werden von den extremen emotionalen Verhaltensweisen des Betroffenen ausgelöst, jedoch häufig kann eine verständnisvolle Reaktion die Situation teilweise entschärfen. Dieses Verständnis kann entstehen, indem Sie sich informieren und dadurch das Verhalten besser einordnen. Wichtigster Schritt ist die Änderung der Grundhaltung. Die Reaktionen sind keine persönliche Kritik, Grund ist vielmehr die Krankheit und nicht die Meinung des Betroffenen zu Ihnen. Auslöser ist die Störung, nicht die Person.

Was heißt es, eine sichere zwischenmenschliche Beziehung aufbauen? Eine **stabile Beziehung** zu einer Borderline-Persönlichkeit ist ein Akt der Balance, letztendlich aber das, was der Betroffene braucht. Der Wechsel zwischen Idealisierung und Entwertung muss durchbrochen werden. Das heißt für Sie im Umkehrschluss, dass im Fall von zu viel Nähe der Betroffene sich sehr schnell eingeschränkt fühlen kann oder zu viel von Ihnen und diesem

Verhältnis erwartet, wodurch die Beziehung wie so oft torpediert wird. Andererseits darf zu viel Distanz bei dem Betroffenen nicht das Gefühl auslösen, verlassen zu werden. Dieses Gleichgewicht durch regelmäßigen und gleichmäßigen Umgang zu erreichen, ist nicht einfach, da der Betroffene häufig entsprechend der bisherigen Verhaltensweisen entgegenwirkt, doch am Ende ist es die Lösung.

Vielleicht hilft Ihnen bei dieser schwierigen Aufgabe folgende Studie: Die Bewertung von Gesichtsausdrücken bei Borderline-Erkrankten hat eine geringere Ausprägung der Fähigkeit ergeben, Gefühle bei anderen zu erkennen. Stattdessen hat die Untersuchung der Einschätzungen von Borderline-Patienten gezeigt, dass sie eine Tendenz dazu haben, negative Gefühle bei anderen zu registrieren und empfindlich sind, eben solche bei anderen zu entdecken. Genau dies verursacht so häufig die Fehleinschätzungen einer Situation.

Die größte Hilfe für den Betroffenen ist es, wenn Sie die bedingungslose **Unterstützung** zugesichert bekommen. Als Angehöriger ist Ihre Rolle vorrangig die einer Begleitperson. Sie dürfen die Probleme und Krisen keinesfalls zu ihren eigenen machen, sonst fehlt es Ihnen an der Distanz, die notwendig ist, um eine Krisensituation zu erkennen und in dieser angemessen ruhig zu reagieren. Stabile Hilfestellung durch gleichbleibende Ausstrahlung von **Ruhe** und Verfügbarkeit schafft Vertrauen und Verlässlichkeit, diese Eigenschaften lernt der Betroffene letztendlich auch durch Sie. Bedingungslose Unterstützung umfasst auch die **Offenheit** für Gespräche. Eine Therapie verlangt Konzentration und Bereitschaft von einem Betroffenen und ist anstrengend. Viele berichten von großer Müdigkeit, besonderer Sensibilität oder auch Abgeschlagenheit nach Therapiesitzungen. In angemessenem Abstand zur Sitzung wächst bei vielen jedoch die Bereitschaft, das in der Therapie Erarbeitete zu besprechen. Nicht zu vergessen erarbeitet der Betroffene dies unter enormen Anstrengungen und berichtet unter Umständen stolz von seinen Ergebnissen. Vielfach wird auch ein unsicherer Umgang beobachtet. Gerade in einem solchen Fall kann mithilfe der Überwindung von Berührungsängsten die Motivation enorm gesteigert werden. In jedem Fall muss der Betroffene nicht die Inhalte der Therapie besprechen, um Ihre Unterstützung wahrzunehmen. Vielmehr geht es um spürbare Akzeptanz und Rückhalt, die auch in Krisensituationen Bestand hat, etwas, was für den Betroffenen bisher womöglich eine neue Erfahrung ist.

Machen Sie sich klar, dass die Probleme selbst nicht krankhaft sind. Wer kennt Trennungsangst nicht? Oder war zeitlebens auf der Suche nach einem Lebensziel und -sinn, vielleicht weil er glaubte, durch ein einschneidendes Ereignis seine Identität verloren zu haben? Auch die emotionale Leere ist jedem bekannt, insbesondere nach einer Situation, die besonders viele Emotionen herausfordert, wonach man sich schlapp und gleichgültig fühlt. Bei den Betroffenen schwankt es jedoch zwischen den Extremen und es gibt keine Phase von Gleichmäßigkeit und Ruhe, um die Schwierigkeiten aufzuarbeiten. Die Extreme heißen aber nur, dass bei einem Borderline-Erkrankten die schlechten und die guten Eigenschaften von uns allen in höchster Ausprägung vorhanden sind, aber es sind letztendlich Eigenschaften, die wir alle in uns tragen.

NÜTZLICHE ADRESSEN UND LINKS

Anbei finden Sie Links, die Ihnen Zugang zu weiteren Informationen ermöglichen. Sie erhalten hier als Betroffener wie auch als Angehöriger weitere Hilfe und Unterstützung.

Borderline-Plattform
Umfangreiche Informationen, unter anderem zu Diagnostik und Therapie, Adressen lokaler Anlaufstellen und Selbsthilfegruppen, Erfahrungsberichte, Austauschmöglichkeiten (Foren, Mailingliste)
www.borderline-plattform.de

Borderline-Netzwerk e. V.
Umfangreiche Informationen zur Erkrankung sowie zur Selbsthilfe, Anlaufstellen für Betroffene und Angehörige, Forum und Chat
www.borderline-netzwerk.info

Bundesarbeitskreis der Angehörigen psychisch Kranker (BApK)
Umfangreiche Informationen sowie Telefon- und E-Mail-Beratung für Betroffene und Angehörige
www.bapk.de

Herstellung und Verlag:

BoD – Books on Demand, Norderstedt

ISBN: 9783751900287

1. Auflage

Kontakt: Psiana eCom UG/ Berumer Str. 44/ 26844 Jemgum

Covergestaltung: Fenna Larsson

Coverfoto: depositphotos.com

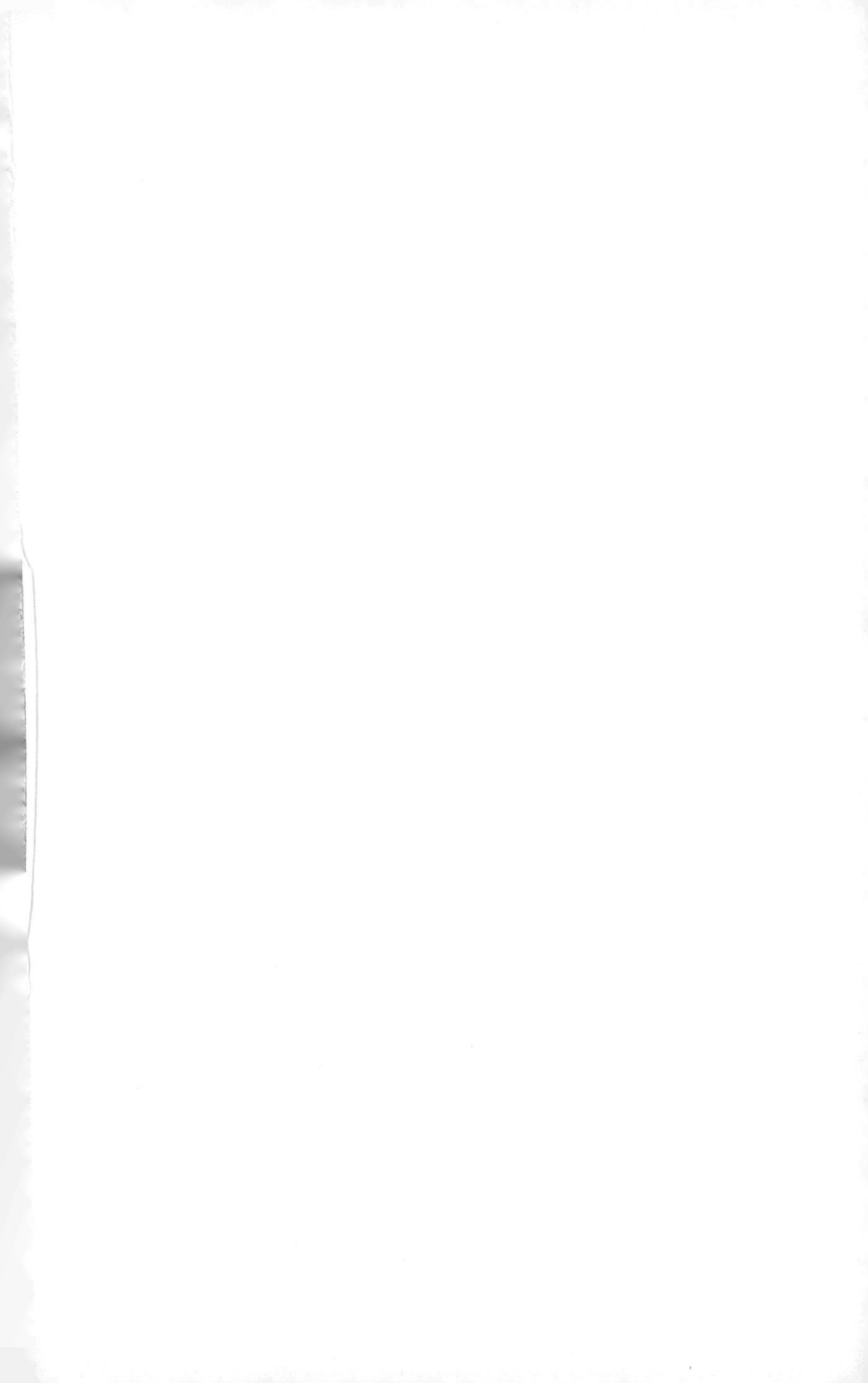

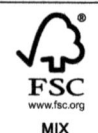